DE

LA SEPTICÉMIE

SANS PLAIE EXTÉRIEURE

PAR

Le Dr Humbert MOLLIÈRE

Médecin des Hôpitaux de Lyon,
Membre de la Société nationale de médecine
et de la Société des sciences médicales,
Correspondant de l'Académie royale de Palerme.

Communication faite à la Société nationale de Médecine.

LYON

ASSOCIATION TYPOGRAPHIQUE

GIRAUD, RUE DE LA BARRE, 12.

1883

SEPTICÉMIE SANS PLAIE EXTÉRIEURE

En publiant les quelques observations qu'on va lire, mon intention n'est point d'écrire un chapitre complet de pathologie générale. Mes visées sont plus modestes ; je veux simplement relater quelques observations complexes, d'une interprétation difficile au point de vue dogmatique, désespérantes au point de vue clinique, puisqu'il a été impossible d'établir de diagnostic nosologique dans l'espèce et que la thérapeutique a dû se borner à combattre quelques symptômes dont le mécanisme premier nous échappait.

Aussi bien les faits de ce genre ne doivent-ils pas être passés sous silence. Chacun en particulier porte en lui ses enseignements, et c'est par leur souvenir qu'on peut être parfois assez heureux pour réunir une somme de probabilités suffisante pour hasarder une opinion.

Lorsqu'on analyse les observations éparses dans les auteurs, on est tout d'abord surpris de leur nombre considérable. Mais il n'y a pas à s'y tromper, elles sont loin de répondre à toutes les combinaisons morbides que l'on peut rencontrer, et de plus, à mon avis, elles ont presque toujours été envisagées par leurs auteurs à un point de vue trop restreint. De plus, par le caractère insolite des accidents, elles présentent pour la plupart des lacunes plus ou moins grandes. Et en m'exprimant ainsi, je vise particulièrement celles qui sont antérieures aux derniers travaux expérimentaux sur la septicémie, alors que la théorie dite de l'infection purulente dominait encore exclusivement en pathologie, ayant pour expression phénoménale la présence des abcès métastatiques dans tous les organes.

En conséquence, on ne pensait devoir publier que les cas dans lesquels ces dépôts avaient été constatés : on laissait de côté les lésions diffuses dont l'origine était encore mal connue et pouvait être discutée. On peut d'ailleurs s'en rendre compte par les titres mêmes des divers travaux où ces observations sont mentionnées, se répétant sans doute à l'envi, toutes basées sur un critérium anatomique unique, la présence des abcès multiples (1). Cependant des recherches expérimentales bien connues (Gaspard, Magendie, d'Arcet, Sédillot) avaient démontré depuis bien long-

(1) Thèses de Paris, 1834. *Infection purulente*, par Rampon.

1847. Matthieu. *De l'infection purulente.* — Glœsel : *De l'infection purulente au point de vue étiologique et du mode de développement des abcès métastatiques.*

1851. Rampal. *De l'infection purulente chez les amputés.*

1854. Claude Lambert. *De la phlébite et de l'infection purulente.*

1856. Fustier. *De la fièvre purulente spontanée idiopathique comparée à l'infection purulente.*

1857. L'Huillier. *Recherches pratiques sur la nature et le traitement de l'infection purulente.*

1861. Blanc. *Infection purulente.*

1862. Demony. *Infection purulente et phlébite.*

1863. Alexopoulo. *Infection purulente. Septicémie aiguë.*

1868. Dibos. *Infection purulente, ses principales théories.* — Beal. *Septicémie et pyohémie, fièvre traumatique.*

1872. — Oppermann. *Infection purulente, sa nature miasmatique.*

1873. Humbert. *Septicémie intestinale.*

1875. J.-J. Sauvé. *Infection purulente, moyens de la prévenir.*

1876. Alfred Létard. *Septicémie puerpérale.*

1877. Domec. *Infection purulente sans plaies exposées.*

1880. Mourliou. Morand. *Infection purulente, etc., etc.*

temps que dans les phénomènes d'infection il y avait lieu de tenir compte de deux facteurs également importants : l'agent toxique en dissolution dans les humeurs, et le corps étranger obturateur des gros vaissaux ou des capillaires. Ainsi le pus produit tout à la fois des phénomènes d'intoxication et d'obstruction vasculaire (Sédillot). Cette doctrine de la pyohémie a été admise par M. Verneuil et ne fait aujourd'hui l'objet de doute pour personne.

D'autre part, les produits septiques solubles introduits dans le torrent circulatoire détermineraient dans les tissus des altérations plus étendues : taches ecchymotiques, infarctus rouges, gangrènes diffuses dans les divers organes.

Ces quelques points bien établis par la clinique et la pathologie expérimentale, nous n'avons donc pas à nous occuper des phénomènes emboliques aujourd'hui parfaitement connus dans leur mécanisme premier. La question toujours pendante est celle de la nature même des produits septiques.

S'agit-il d'un véritable alcaloïde animal, analogue aux ptomaïnes de Selmi, ainsi qu'a cherché à l'établir Bergmann, le nouveau professeur de la clinique de Berlin (1) ?

S'agit-il encore de produits analogues existant à l'état normal dans nos humeurs, mais accumulés à l'état pathologique, plus ou moins semblables à ceux qu'a récemment isolés M. Gauthier (2) ?

Ou bien, suivant le mouvement du jour, admettrons-nous encore ici la présence de microbes comme dans le charbon,

(1) Bergmann. *Das Putride Gift und die Putride Intoxication.* Dorpat, 1868.

(2) Voir ses diverses communications à l'Académie de médecine. 1881-82.

le choléra des poules et la malaria? Ce sont là des points qui ne sont pas encore éclaircis. Cependant la clinique semble nous dire que les causes de la septicémie doivent être variées comme ses formes symptomatiques, que le mode d'introduction dans l'organisme des poisons animaux doit jouer également son rôle, et qu'ici plus peut-être même que partout ailleurs, il y a lieu de se défier des conclusions prématurées basées sur un trop petit nombre de faits.

Bien que les veines jouent un rôle relativement important dans les phénomènes d'absorption et de transport des agents septiques, c'est surtout par l'intermédiaire du système lymphatique qu'ils se produisent le plus ordinairement. Si, par leur petit calibre, la lenteur de leur circulation, la présence de nombreuses valvules, ils ne peuvent transporter, soit le pus en nature, soit des détritus ou des caillots, en revanche, grâce à leurs réseaux périphériques si nombreux et si étendus, ils peuvent servir de porte d'entrée à tous les liquides. Et s'il se rencontre sur leur passage une cavité séreuse, bien avant que le sang lui-même soit modifié par l'arrivée du poison dans la veine sous-clavière, on voit éclater des phénomènes aigus dont l'origine n'est pas douteuse. Telle est l'étiologie la plus ordinaire de la péritonite des femmes en couches, ainsi que l'a si bien démontré Lucas-Championnière (3) dans son excellent travail sur la circulation lymphatique des organes génitaux de la femme.

Le plus ordinairement, c'est à la surface d'une solution de continuité, soit traumatique, soit opératoire, exposée au contact de l'air ou couverte par un pansement que les humeurs changent de nature, deviennent septiques et infectieuses, et sont absorbées par les vaisseaux.

(3) Lucas-Championnière. *Lymphatiques utérins et lymphangite utérine.* Paris, 1870.

Cependant, il est des cas où les foyers putrides restent cachés dans la profondeur des organes, où ils sont en quelque sorte enkystés jusqu'au moment où, sous l'influence de causes qui, le plus souvent, nous échappent, ils donnent lieu à des phénomènes généraux le plus souvent mortels.

Ces faits, malgré leur rareté dans l'espèce, ont une grande importance clinique, et c'est ce qui nous a surtout engagé à entreprendre ces recherches.

Les travaux antérieurs sur la question ainsi circonscrite ne sont pas très-nombreux, et nous nous contenterons de dire quelques mots sur les deux plus importants.

En 1863, M. Lancereaux publia dans ses mémoires d'anatomie pathologique un travail ayant pour titre : *De l'Infection par produits septiques engendrés au sein de l'organisme, à propos de deux cas de pneumonie chronique avec foyers métastatiques dans plusieurs organes.* — C'est un faisceau très-riche d'observations, pour la plupart très-complètes avec commentaires et discussions du plus haut intérêt. Elles se rapportent à toutes les variétés de foyers putrides susceptibles d'infecter l'organisme, depuis ceux qu'on rencontre dans la pneumonie chronique jusqu'à ces vastes clapiers qui succèdent à l'élimination des eschares chez les cachectiques et dans les maladies du système nerveux. Ainsi qu'il le dit lui-même, son intention n'est pas de confondre l'infection par le pus avec celle qui est produite par les substances putrides. Mais il croit devoir réunir dans une même classe tous les accidents dus à l'absorption des principes délétères engendrés dans l'organisme. S'il existe une grande variété de produits septiques dans les différents cas qu'il rapporte, somme toute, les accidents qu'ils déterminent ne varient que du plus au moins, probablement surtout en raison de la quantité des substances absorbées.

« Qu'on admette autant de variétés qu'il existe de lésions susceptibles de produire l'infection de l'organisme, nous ne croirons pas devoir nous y opposer, puisque ce sera abandonner cette dichotomie exclusive de l'infection putride et de l'infection purulente. » Nous ajouterons que si l'on tient compte des phénomènes mécaniques en même temps que de l'intoxication des humeurs, on arrivera à la conception véritable du grand acte morbide que nous étudions. L'infection purulente des auteurs classiques (pyohémie) ne sera qu'un cas particulier de septicémie. Enfin, pour terminer avec cette excellente étude, nous dirons que l'auteur s'est efforcé d'établir la symptomatologie des accidents en question de façon à ce qu'il soit possible de poser un diagnostic dans l'espèce. Il insiste sur ces frissons intenses qui marquent assez souvent l'instant précis où les substances toxiques se mélangent au sang ; sur ces hoquets, ces vomissements, cette diarrhée fétide qui manquent si rarement ; sur la somnolence et le subdelirium qui précèdent la mort. Et il appuie avec raison sur l'analogie complète de ces désordres avec ceux qu'ont obtenus chez les animaux Magendie, Gaspard, Trousseau et Dupuy par l'injection directe des produits toxiques dans les veines. Seule, la température n'a pas été interrogée chez ces malades : on sait que, depuis lors, Billroth a insisté tout particulièrement sur ces élévations rapides de température suivies de défervescences irrégulières qui sont la caractéristique de la courbe thermométrique dans la septicémie.

Le second travail qui nous reste à résumer vient de paraître tout récemment en Allemagne, et il s'adresse tout particulièrement à notre sujet. Il est dû au professeur Wagner (de Leipzig) et a pour base dix-neuf observations personnelles (1). Tout d'abord l'auteur fait l'historique de la question.

Il nous dit qu'en 1857 Wunderlich publia la relation avec autopsie de cinq cas de pyémie spontanée et qu'il admet que cette affection pouvait se développer chez un sujet parfaitement sain, sans avoir été précédée par aucune lésion traumatique. Quelques années plus tard, Leube (1878) publia cinq cas de même nature et se rangea à la même théorie qu'avait invoquée Wunderlich. Telle n'est pas la manière de voir de l'auteur. De l'analyse de ses diverses observations, il conclut que toujours on a trouvé la cause directe des phénomènes septicémiques. Tantôt il s'agissait d'une solution de continuité insignifiante, tantôt d'une endocardite ulcéreuse, d'un abcès profond ou d'une phlébite, ayant passé inaperçus.

Dans deux cas seulement on trouva des abcès métastatiques, sans foyers primitifs; mais encore là, combien de causes d'erreurs de nature diverse peuvent être invoquées, surtout lorsque l'on songe au petit volume de certaines collections putrides, comme dans notre première observation, par exemple! J'ai publié, il y a quelques mois, une observation de granulie, où le foyer caséeux primitif, cause de l'infection, ne fut rencontré que fortuitement, au moment où l'on achevait l'autopsie.

De pareilles méprises sont assez fréquentes pour qu'on puisse expliquer ainsi certains faits exceptionnels ; mais nous n'insistons pas davantage.

En ce qui concerne la symptomatologie de cette affection, contrairement à Lancereaux, Wagner n'a pas observé d'accès

(1) Sur l'étiologie et la symptomatologie de la septicémie pyémique à développement latent. *Archives allemandes de médecine clinique*, t. 28, 1881. — An. dans *Revue des sciences médicales*, octobre 1882.

de frisson initial. Il s'agit plutôt pour lui d'une fièvre continue
à dater du moment de l'infection. Comme dans la pyohémie
classique, il a observé très-souvent, au début, des douleurs
rhumatismales dans les grandes articulations et le rachis.
Dans deux cas, les accidents débutèrent par des douleurs au
cou et de la dysphagie ; dans un autre, par des vomissements
et de la diarrhée; enfin, sur dix-neuf malades, onze n'eurent
jamais de frissons. Chez tous, la température fut très-irré-
gulière, s'élevant parfois à 40° pour redescendre à la normale
et recommencer ensuite cette série d'oscillations amphiboles.
Enfin, l'auteur a noté chez quelques-uns de la tuméfaction
de la rate, du foie, du météorisme, du gargouillement parfois
des selles liquides. On a également noté une albuminurie de
moyenne intensité, un peu d'ictère et de purpura, enfin, les
phénomènes généraux si graves dont avait tant parlé Lancereaux. Inutile de dire que tous les agents de la médication
antipyrétique avaient échoué.

De ces données théoriques et critiques qui nous semblaient
nécessaires à leur analyse détaillée, passons maintenant à
nos observations elles-mêmes.

OBSERVATION I. — *Légers troubles consécutifs à une fausse*
couche. — Septicémie foudroyante survenant tardive-
ment. — Abcès à demi résorbé du cul-de-sac postérieur.
— Infarctus septiques et hémorrhagiques du poumon et
de la rate.

Reine B..., enjoliveuse, âgée de vingt-deux ans, née dans
le département des Basses-Alpes, entre le 19 septembre 1881
dans la salle des Troisièmes-Femmes, n° 88, à l'Hôtel-Dieu.
— C'est une jeune femme, d'assez forte allure. On a d'ail-

leurs peu de renseignements sur ses antécédents pathologi-
ques et héréditaires. Elle a eu deux accouchements normaux
et deux avortements. C'est à la suite du dernier avorte-
ment, il y a six semaines, qu'elle est devenue malade. Elle
éprouve, dans l'abdomen, des douleurs assez vives, lorsqu'elle marche ou qu'elle se livre à un travail pénible. Ces
douleurs sont gravatives et semblent avoir pour siège l'utérus ou ses annexes. Le ventre est un peu empâté, légèrement sensible à la pression, mais il n'y a pas de fièvre, pas
de diarrhée, pas de bronchite, et l'absence de symptômes
généraux enlève l'idée d'une pyrexie.

Pas de métrorrhagie, ni d'écoulement vaginal; le col est
gros, largement fendu dans le sens transversal; l'utérus est
volumineux; les culs-de-sac semblent indemnes. Après quelques jours de repos, elle allait bien, la douleur avait presque
disparu, elle pouvait marcher, aider au service de la salle,
lorsque le 6 octobre elle se plaignit de douleurs abdominales
violentes. En pressant sur le ventre, on trouvait dans la fosse
iliaque droite une sensibilité anormale et du gargouillement,
bien qu'elle n'eût pas de diarrhée. Elle avait une fièvre
ardente, et son état général devenait grave. Dans la nuit du
7 au 8, elle eut de violents frissons, puis des vomissements
verdâtres abondants. Le jour, elle fut un peu plus calme. La
nuit suivante, mêmes phénomènes : frissons intenses,
élévation de température extrême, puis sueurs abondantes.
Pendant toute la nuit, elle fut dans une angoisse indescrip-
tible, et elle eut une crise de convulsions. Le 9, au matin,
en présence de ces deux accès, revenant à la même heure,
on pensa à des accès de fièvre intermittente, idée que
légitimaient d'ailleurs le lieu de naissance et l'habitation
antérieure de la malade. On lui donna un gramme de
sulfate de quinine dans la journée. Le soir, à cinq heures,

elle avait 41°5, elle était haletante. Sans avoir le délire, elle était en proie à une grande terreur. La plus vive anxiété se peignait sur son visage, elle se plaignait d'être sourde et d'avoir une céphalalgie intense. Sa soif était ardente, elle avait des vomissements bilieux, verdâtres, abondants. Quelques minutes avant la visite, elle avait eu de grands frissons, ses dents claquaient. — A sept heures, la température était moins élevée : 40,5, elle avait donc baissé d'un degré. Son agitation de tout à l'heure avait fait place à une dépression marquée ; l'état typhique était très-accusé. En la redressant pour ausculter la poitrine, elle eut quelques convulsions cloniques avec raideur des mâchoires. Le pouls était petit et serré ; à huit heures, elle mourait.

En résumé : malade accouchée depuis six semaines, ressent de légères douleurs dans le bassin. Le toucher ne révèle rien d'anormal, et les culs-de-sac ne sont pas douloureux à la pression. Après quelques jours de repos, elle semble complètement remise, lorsque le 6 octobre le ventre devient tout à coup douloureux ; elle vomit, elle présente à trois reprises des frissons intenses avec une extrême élévation de la température. Dans l'intervalle, le thermomètre reste à 39°. Le toucher ne révèle toujours aucune phlegmasie dans le bassin. Pendant tout ce temps, elle a de la constipation, et le jour de sa mort, elle a de la diarrhée et des évacuations involontaires.

Autopsie. Rien dans le cerveau, qui est normal.

Foie et reins absolument intacts.

L'intestin ne présente pas d'ulcérations.

Le poumon droit présente sur sa face convexe et près de son bord tranchant trois ou quatre taches rouge foncé, ou plutôt violettes lie de vin, arrondies et un peu irrégulières. Elles ont 6 à 7 centimètres de diamètre et tranchent d'une façon manifeste sur la coloration normale de l'organe. Si l'on pratique une section au niveau de l'une d'elles, on voit que la substance du poumon est plus dense en ce point, sans avoir cependant la consistance du foie et de la rate (hépatisation et splénisation). Elle crépite cependant moins qu'à l'état normal, et par la pression, on en fait sourdre beaucoup de sang. Cette masse rouge s'enfonce dans le parenchyme comme un coin dont la base serait à la surface.

La rate, très-augmentée de volume, présente aussi sur son bord antérieur et tranchant des macules noirâtres qui sont la base d'autant de coins dont le sommet se perd dans le parenchyme splénique. L'utérus est gros : sa cavité, dans laquelle on pourrait presque introduire le doigt, porte encore la trace de l'insertion placentaire. Le col est, comme nous l'avons dit, largement fendu. Dans le cul-de-sac péritonéal utéro-rectal, on trouve une masse grisâtre presque semblable à du mastic, ou plutôt à du fromage de Roquefort, se laissant égrener entre les doigts. C'est évidemment du pus ou de la sanie desséchée, les parties solides ayant été résorbées. En bas et sur les côtés, cette collection, qui n'a guère plus du volume d'un œuf de pigeon aplati dans son plus grand diamètre, est limitée par des fausses membranes, mais en haut elle paraît communiquer avec la cavité péritonéale. Enfin, tout le petit bassin est rempli par un liquide clair citrin, dans lequel nage l'utérus et ses annexes. Mais on n'a trouvé ni abcès, ni collections purulentes d'aucune sorte. Pas de trace de néomembranes ni flocons albumineux en aucun autre point.

La simple lecture de cette autopsie fait reconnaître l'existence de toutes les lésions classiques de la septicémie, depuis les infarctus hémorrhagiques du poumon jusqu'à ce foyer primitif si profondément caché, qu'il n'avait pu être reconnu ni même soupçonné pendant la vie, malgré des examens répétés des organes génitaux internes. Aussi le diagnostic avait-il été par là même impossible à établir, et après avoir songé un moment à la possibilité d'accidents pernicieux, il avait bien fallu, devant l'inefficacité de la quinine, abandonner cette idée. Les symptômes abdominaux n'étaient pas non plus assez intenses pour que l'on pût admettre une simple péritonite, et de plus la rapidité des accidents écartait la possibilité d'une fièvre typhique à marche anormale. Seule l'existence de frissons répétés et cette élévation de la température pouvaient faire songer à la septicémie. Mais nous devons avouer que les phénomènes nerveux présentés à diverses reprises par cette malade nous avaient encore dérouté, et que finalement nous n'avions pas cru devoir nous prononcer.

Nous observons actuellement, dans notre service, un cas qui ressemble, à plusieurs égards, à celui de la précédente observation, mais qui, nous l'espérons, se terminera par la guérison. Il s'agit d'une jeune femme âgée de 21 ans, qui eut également, il y a trois mois, un accouchement normal. Elle ne nous donne aucun renseignement précis sur la délivrance, et nous ignorons si le placenta a été complètement expulsé. Toujours est-il qu'elle ne s'est jamais bien rétablie depuis. Dix jours avant son entrée, elle eut des frissons répétés et de la fièvre. A un premier examen, on put songer à la dothiénentérie. L'état de la langue, saburrale et rouge à la pointe, la fétidité de l'haleine, un peu de gargouillement dans la fosse iliaque droite, des alternatives de constipation et de diarrhée, le retour des règles, un moment arrêtées (épistaxis utérines), la bronchite généralisée, enfin la céphalalgie autorisaient un pareil diagnostic, surtout dans un moment d'épidémie. Cependant, au bout de quelques jours, le peu d'élévation et surtout l'irrégularité de la température qui allait parfois à 40°, pour osciller le plus souvent entre 38°,5 et 39°,5, commençaient à nous faire hésiter, lorsque notre attention fut attirée du côté des organes du petit bassin. La malade se plaignait d'une leucorrhée abondante et fétide. Ses pertes ressemblaient à du pus. Le toucher vaginal permit de constater un certain degré de ramollissement avec ouverture béante du col. Enfin la malade avait des frissons, des sueurs abondantes et des douleurs rhumatoïdes dans les muscles et les articulations.

Il ne s'agissait donc pas d'une fièvre typhoïde. En effet, ces deux derniers symptômes, rapprochés des frissons initiaux, nous permirent de poser le diagnostic de septicémie très-probablement liée à la présence dans l'utérus d'un foyer putride, et ce foyer avait probablement pour origine la présence d'un cotylédon placentaire.

Nous prescrivîmes immédiatement des injections phéniquées intra-utérines qui furent faites très-exactement deux fois par jour; la fétidité disparut, puis la température baissa en même temps que les phénomènes généraux s'amendaient. Aujourd'hui cette jeune femme est en bonne voie de guérison, mais nous nous tenons toujours en éveil contre une recrudescence des accidents qui nous paraît être encore possible tant que le col ne sera pas complètement refermé.

Obs. II. — *Embarras gastrique simple, puis phénomènes de péritonite suraiguë.— Autopsie confirmative. — Existence d'une poche purulente ancienne dans la plèvre gauche.*

Marie L..., née à Belmont (Loire), âgée de 31 ans, demeurant à Lyon, où elle exerce la profession de domestique, entre

le 2 septembre 1881 à l'Hôtel-Dieu, salle Montazet, n° 13.
Jeune femme paraissant jouir d'une constitution moyenne,
un peu pâle, mais pas amaigrie. Quelques antécédents tu-
berculeux dans la famille. Sa mère est morte à 55 ans, probablement de la poitrine ; deux de ses frères ont succombé en
bas âge. Elle a encore son père, une sœur et deux frères qui
jouissent d'une bonne santé. Elle s'était bien portée jusqu'à
l'âge de 18 ans : elle contracta à cette époque une fluxion de
poitrine, cracha le sang à plusieurs reprises et garda le lit
près de quinze jours. Elle ne s'est jamais, dit-elle, complètement rétablie. Elle vint à Lyon vers l'âge de 23 ans. Pendant
quatre ans elle eut de bonnes places, vécut dans des conditions
hygiéniques favorables ; mais ces quatre dernières années,
elle avait beaucoup de travail et une mauvaise nourriture.
Depuis trois mois, elle éprouvait une douleur vague dans le
ventre. Ce n'étaient pas des coliques, mais une douleur
sourde à peine exagérée par la pression. Elle avait de la
constipation et de la diarrhée alternativement; l'appétit avait
bien diminué et elle vomissait ses aliments à diverses reprises, ce qui ne lui était jamais arrivé. D'ailleurs elle continuait
à faire son ouvrage, elle ne toussait pas, et l'état général
se maintenait bon. Trois jours avant son entrée, elle se sentit
plus fatiguée que de coutume et elle vomit abondamment
d'abord ce qu'elle avait mangé, puis des matières liquides
absolument vertes. Le ventre était douloureux. Elle se décida
à entrer à l'hôpital.

A son arrivée, on trouva le ventre très-peu douloureux à
la pression. La faible souffrance que l'on éveille par une
pression forte n'a pas de localisation dans la fosse iliaque
droite. La région épigastrique est un peu plus sensible que le
reste de l'abdomen. Celui-ci est légèrement tendu et ballonné. Pas de diarrhée, pas de gargouillement iliaque. Pas

de taches rosées. La langue, détergée sur les bords et la ligne médiane, est blanche dans les régions intermédiaires. Rien au cœur, pas de signes de bronchite. Pouls presque normal. Fièvre à peu près nulle. Température 38°. Pas de céphalée ni de bourdonnements d'oreille.

3 septembre. On donne de l'eau de Rubinat : elle la vomit.

4 septembre. La constipation persiste. Nouvelle purgation vomie de nouveau.

6 septembre. L'état typhique a complètement disparu. La langue a presque repris son aspect normal. Le ventre n'est plus douloureux : elle a eu deux ou trois selles diarrhéiques. Elle se plaint seulement de nausées et d'embarras gastrique. Le ventre est redevenu souple.

7 septembre. Elle a pris un vomitif, ce qui lui a procuré des vomissements très-abondants, verts et porracés. Le soir, elle se plaint de quelques douleurs abdominales et de pyrosis qu'on attribue à ses vomissements du matin, sans y attacher beaucoup d'importance.

8 septembre. La nuit a été mauvaise. Elle a presque tout le temps poussé des cris qui ont empêché les autres malades de dormir. Puis le ventre est devenu à la suite très-doulou-reux à la pression, les vomissements continuent, et la malade a de la fièvre. Le pouls est au moins à 120 pulsations et les traits sont tirés et contractés par la douleur. On prescrit des cataplasmes émollients et des frictions avec l'onguent napolitain, ainsi que l'opium à haute dose.

10 septembre. La journée d'hier a été absolument semblable à la précédente ; la malade attendait ses règles qui ne se sont pas montrées (elle a d'ailleurs toujours eu une menstruation peu abondante, mais régulière et peu douloureuse). On ajoute de la glace à son traitement externe.

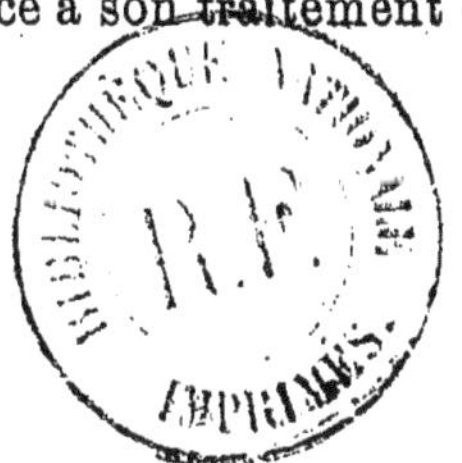

Le pouls est très-petit, à 130. La peau est couverte d'une sueur froide et visqueuse : le facies est grippé.

11 septembre. Depuis trois jours, vomituritions continuelles de matières liquides, d'un vert foncé, très-amères, laissant après elles une sensation de brûlure très-douloureuse. Le ventre est ballonné, sonore : il est le siège d'un empâtement uniforme et sans ascite; la constipation a reparu. Depuis l'apparition des douleurs, la miction est presque nulle. La percussion de la région sus-pubienne ne dénote pas la présence de liquide dans la vessie. T. A. 38°,5 le matin. Bien entendu, les moindres mouvements étant atrocement douloureux, on ne pouvait songer à la thermométrie rectale. Le pouls est très-fréquent, 132, et contraste par sa petitesse avec la force des battements du cœur qui ébranlent la poitrine, et celle des pulsations carotidiennes. La peau est toujours couverte d'une sueur visqueuse, les extrémités sont froides, le facies est grippé. Pas de phénomènes du côté du cerveau. La face est pâle, les pupilles égales et plutôt rétrécies. Elle ne tousse pas. La respiration est normale, pas de dyspnée.

Elle a, le soir, le hoquet et pousse continuellement des cris plaintifs. Des injections hypodermiques de 4 à 6 cent. de morphine, et l'extrait thébaïque porté à la dose de 10 centigrammes ne réussissent pas à calmer la douleur. La langue est jaunâtre et sèche, les narines sont pulvérulentes et les lèvres sèches.

14 septembre. Le 12, la journée a été meilleure, le pouls est à 120 et plus fort, même état le 13. Pouls idem. Ce matin, le mieux semblait se maintenir, néanmoins la malade avait vomi une partie de la nuit, toujours des matières verdâtres. Le pouls était à 136, et dans la soirée son état s'aggravait de nouveau. Mort le 15 septembre.

Autopsie. On trouve le sujet déjà décomposé, couvert de

taches verdâtres et répandant une odeur de putréfaction. Le ventre est ballonné, l'intestin distendu par des gaz. Toute la cavité abdominale est remplie de pus. Ce pus, crémeux et louable, forme un véritable bain dans léquel flottent les viscères. En quelques points, il s'est concrété de façon à former des sortes de lamelles blanchâtres, mais nulle part de véritables fausses membranes. Pas trace d'inflammation dans les viscères (foie, rate, organes du petit bassin) capables d'expliquer la présence de ce liquide purulent. Aucune dégénérescence tuberculeuse ni de l'intestin, ni des ganglions mésentériques, qui sont parfaitement normaux et qui, pour cette raison, ont été assez difficiles à retrouver au sein du péritoine enflammé. En cherchant à retirer les poumons par la perforation du diaphragme, la main se perd tout à fait dans la cavité pleurale gauche. Le pus s'en écoule abondamment, et en enlevant la paroi antérieure du thorax, on trouve le poumon gauche creusé à sa base d'une vaste poche anfractueuse qui a peut-être été faite par la main pendant les tentatives d'extraction, ce qui s'expliquerait par la friabilité des tissus altérés.

Dans l'angle costo-diaphragmatique, la plèvre épaissie, indurée, formait une véritable membrane pyogénique tant sur la face thoracique que sur le diaphragme. Ainsi donc, que cette cavité du poumon fût naturelle ou artificielle, il n'en était pas moins certain qu'il existait, à sa base dans la plèvre, une collection purulente enkystée qui, quoique relativement assez abondante, n'avait donné aucun signe de sa présence pendant la vie, et avait complètement échappé à notre exploration du thorax.

Les deux poumons ne présentaient d'ailleurs aucune trace de tubercules.

Si nous avons cru devoir rapporter cette observation dans

tous ses détails, c'est surtout afin de bien montrer quelles étaient les difficultés du diagnostic à établir, difficultés telles qu'il n'a pas été possible de les surmonter. D'ailleurs, les antécédents héréditaires de la malade, son histoire pathologique antérieure, ces alternatives de diarrhée et de constipation, plaidaient en faveur d'une manifestation tuberculeuse du côté des intestins. Un de nos collègues des plus autorisés, appelé à donner son avis, émit cette opinion que nous partageâmes avec lui. L'autopsie, on l'a vu, fut en opposition formelle avec une telle manière de voir. Quel a donc pu être le mécanisme de cette péritonite généralisée ainsi développée sous nos yeux ? car, à son entrée, la malade ne souffrait que très-légèrement du côté de l'abdomen et ne se plaignait, en somme, que d'un simple embarras gastrique pour lequel elle venait réclamer nos soins.

Évidemment, c'est à l'ancienne pleurésie enkystée, découverte fortuitement pendant l'autopsie, que nous devons attribuer les accidents, et nous allons chercher sur cet indice à expliquer comment les choses ont dû se passer. On se souvient qu'il y a quelques années, un de nos maîtres dans les hôpitaux, M. le professeur Laroyenne, vint annoncer à la Société des sciences médicales que, chez la plupart des femmes qui succombaient aux progrès de la péritonite puerpérale, on rencontrait du côté de la plèvre diaphragmatique des traces non équivoques d'inflammation récente, et que ces lésions ne pouvaient s'expliquer ni par un refroidissement antérieur, ni par des phénomènes hypostatiques. Basé sur les recherches anatomiques de Recklinghausen (1), relatives à la communication des séreuses avec le système lymphatique, il admet

____

(1) Recklinghausen, *Zür Fett resorption in Virchow Archiv für Path. anatomie.* Berlin, 1862.

que très-probablement chez ces malades le pus virulent, contenu dans le péritoine, passait au travers des orifices lymphatiques du diaphragme jusque dans la plèvre, où il déterminait des phénomènes inflammatoires de même nature.

Il se serait donc passé dans notre observation une série de phénomènes en sens inverse. Sous l'influence très-probablement des vomissements ou d'un effort, il s'est produit quelque déchirure dans cet ancien foyer avec pénétration du pus dans les mêmes canaux lymphatiques et issue dans le péritoine. C'est ce qui explique l'apparition rapide des accidents et leur extrême gravité en l'absence de toute lésion aiguë ou chronique des principaux viscères.

Nous ajouterons encore que dans ce cas, comme dans beaucoup d'autres du reste, et contrairement aux assertions des auteurs, il n'y a pas eu de frisson initial. Il est probable que l'infection du système lymphatique s'étant réalisée en peu de temps, on n'a point eu ces frissons successifs qui marquent le plus souvent lés diverses étapes de l'intoxication générale et qui ne manquent jamais dans la pyohémie ordinaire.

Enfin, nous dirons, en terminant, que si la température n'a pas été prise, c'était pour éviter les mouvements si pénibles et si douloureux dans la péritonite. Le refroidissement périphérique était trop accentué pour que l'exploration dans l'aisselle ait pu avoir quelque valeur.

Nous rapprocherons des précédentes l'observation suivante, d'autant plus intéressante que les accidents terminaux peuvent être attribués à des causes multiples, quoique de même nature.

Le 6 août 1870, entre à la clinique médicale, salle Saint-Roch, n° 4, la nommée Suzanne P..., âgée de trente-un ans, tisseuse, originaire des Basses-Alpes.

Cette femme a joui jusqu'à présent d'une bonne santé. Son dernier accouchement date du mois de décembre et elle nourrit actuellement un enfant âgé de huit mois et demi.

Depuis douze jours, elle a une diarrhée abondante, accompagnée de douleurs vives dans le ventre, lorsqu'on pratique la palpation. Pas de dysenterie ni d'épreintes.

Depuis six jours, elle a des vomissements porracés. Actuellement, l'haleine est fétide, la face un peu grippée. La langue est blanche, la peau chaude, le pouls rapide.

A la palpation, tumeur douloureuse, à droite, dans le ventre (région iléo-cœcale).

Tout d'abord, sous l'influence d'un traitement approprié (bismuth et diascordium), il y eut une amélioration dans les symptômes.

Cependant, au bout de peu de jours, les vomissements reparurent.

A la suite de rechutes successives, qui furent combattues sans succès par la glace et les préparations astringentes (décoction de Sydenham, corne de cerf), le 18, au matin, on trouve la malade dans l'état suivant :

Refroidissement général, pouls filiforme, vomissements aqueux.

On prescrit du vin chaud à la canelle et des lavements laudanisés.

Depuis lors, l'état de la malade n'a fait qu'empirer : les vomissements n'ont pas cessé ; des périodes de refroidissement, puis de réaction fébrile, se sont succédé. Finalement, elle a succombé dans la stupeur, avec un pouls rapide et du refroidissement des extrémités (22 août).

Autopsie pratiquée le 23 août. On a trouvé : 1° du côté du thorax, un peu d'engouement pulmonaire. La base du côté droit présente un infarctus gris, volumineux, ou plutôt la moitié de ce lobe est atteinte de pneumonie grise au troisième degré.

Dans le cœur droit, caillot organique, se prolongeant fort loin dans l'artère pulmonaire. Il en est de même dans le cœur gauche ainsi que dans l'aorte.

2° Du côté de l'abdomen, péritonite légère généralisée, plaques noires sur l'intestin grêle et le côlon à droite. Ulcérations intestinales diffuses, mais peu profondes, correspondant à ces taches.

La vésicule du fiel est complétement remplie par des calculs plongés dans une boue jaunâtre exclusivement composée de bile concrétée. Il existe de la péritonite à ce niveau.

Les reins sont un peu congestionnés.

L'utérus est un peu plus volumineux qu'à l'état normal. Entre lui et le rectum existe une masse du volume d'un gros œuf, constituée par du sang liquide et des caillots en régression, limitée et séparée de la cavité péritonéale par des fausses membranes assez abondantes.

Dans cette observation, il est bien difficile de ne pas attribuer à la septicémie l'ensemble des phénomènes généraux qui ont entraîné la mort.

La plus grande difficulté est de bien préciser quel a été le point de départ des accidents. En l'absence des signes classiques de la pneumonie, il est rationnel d'attribuer la gangrène pulmonaire, la fièvre et les phénomènes généraux à l'introduction dans l'organisme de principes infectieux.

Mais d'où pouvait provenir le poison morbide ? On peut songer tout d'abord aux ulcérations de l'intestin. Mais outre que l'observation ne mentionne point la présence d'abcès dans le foie (ce qui est fréquent en pareil cas), ces ulcérations n'étaient ni assez nombreuses, ni assez profondes, et la date de leur apparition était trop récente pour qu'il fût possible de leur attribuer le premier rôle dans la genèse des accidents. Reste ce foyer rétro-utérin, dont certainement l'influence a dû être très-grande sur le développement de la péritonite et la formation de l'infarctus pulmonaire. Sans doute, on peut faire remonter à une date assez ancienne l'époque de sa formation, et sa composition même autorise à admettre qu'il s'agissait bien là du foyer primitif. D'ailleurs, on est d'autant plus autorisé à risquer cette hypothèse que l'histoire de l'hématocèle rétro-utérine abonde en faits de ce genre, soit que la collection sanguine se soit ouverte au dehors, soit même qu'elle soit restée enkystée dans l'intérieur du bassin.

9 782019 29792